MW00892111

49 Recetas de Ensaladas Para la Artritis Para Minimizar Dolores y Molestias:

La Solución Natural a Sus Problemas de Artritis

Por

Joe Correa CSN

DERECHOS DE AUTOR

Esta publicación está diseñada para proveer información precisa y autoritaria respecto al tema en cuestión. Es vendido con el entendimiento de que ni el autor ni el editor están envueltos en brindar consejo médico. Si éste fuese necesario, consultar con un doctor. Este libro es considerado una guía y no debería ser utilizado en ninguna forma perjudicial para su salud. Consulte con un médico antes de iniciar este plan nutricional para asegurarse que sea correcto para usted.

RECONOCIMIENTOS

Este libro está dedicado a mis amigos y familiares que han tenido una leve o grave enfermedad, para que puedan encontrar una solución y hacer los cambios necesarios en su vida.

49 Recetas de Ensaladas Para la Artritis Para Minimizar Dolores y Molestias:

La Solución Natural a Sus Problemas de Artritis

Por

Joe Correa CSN

CONTENIDOS

ACERCA DEL AUTOR

Luego de años de investigación, honestamente creo en los efectos positivos que una nutrición apropiada puede tener en el cuerpo y la mente. Mi conocimiento y experiencia me han ayudado a vivir más saludablemente a lo largo de los años y los cuales he compartido con familia y amigos. Cuanto más sepa acerca de comer y beber saludable, más pronto querrá cambiar su vida y sus hábitos alimenticios.

La nutrición es una parte clave en el proceso de estar saludable y vivir más, así que empiece ahora. El primer paso es el más importante y el más significativo.

INTRODUCCIÓN

49 Recetas de Ensaladas Para la Artritis Para Minimizar Dolores y Molestias: la Solución Natural a Sus Problemas de Artritis

Por Joe Correa CSN

La artritis es una enfermedad altamente inflamatoria que generalmente afecta varias articulaciones en el cuerpo. Aunque hay alrededor de cien tipos diferentes de esta enfermedad, dos de los más comunes son:

- Artrosis

- Artritis Reumatoide

En la mayoría de los casos, ambos tipos de artritis se desarrollan en adultos mayores de 60 años. Sin embargo, debido a la mala alimentación, la falta de ejercicio y el exceso de peso, la artritis también puede desarrollarse en niños, adolescentes y adultos jóvenes. Además, la artritis es más común en mujeres que en hombres.

Los síntomas tempranos de la artritis incluyen dolor en las articulaciones, hinchazón de las articulaciones, rigidez (especialmente en la mañana) y enrojecimiento de la piel alrededor de la articulación afectada. En la mayoría de los casos, los síntomas no se desarrollan durante la noche sino durante un largo período de tiempo (meses o incluso años). Otros síntomas comunes en la mayoría de las personas afectadas por artritis a menudo experimentan pérdida de apetito, pérdida de energía, fiebre leve y disminución del recuento de glóbulos rojos. Reconocer los síntomas de la artritis y ver al médico es una parte extremadamente importante del tratamiento, ya que tanto la osteoartritis como la artritis reumatoide pueden causar una deformidad severa de las articulaciones si no se tratan.

La osteoartritis es causada por la reducción en la cantidad normal de tejido cartilaginoso que rodea las articulaciones. Esta reducción, además, puede ser causada por el desgaste normal, diferentes infecciones, lesiones, etc.

La artritis reumatoide, por otro lado, es una enfermedad autoinmune del sinovio dentro de las articulaciones. Aunque la causa exacta de las enfermedades autoinmunes es desconocida, la artritis reumatoide ocurre cuando nuestro propio sistema inmunológico ataca los tejidos blandos de las articulaciones.

Es importante señalar que ambos tipos de artritis están directamente relacionados con los tipos de alimentos que comemos, el peso corporal y la salud en general. Una dieta saludable, alimentos antiinflamatorios cargados con nutrientes saludables, frutas y verduras frescas, muchas proteínas buenas y carbohidratos saludables son el primer paso para prevenir y tratar ambos tipos de artritis.

Por este motivo, he decidido crear esta fantástica colección de recetas de ensaladas que previenen y curan la artritis. Basadas en ingredientes cuidadosamente seleccionados, estas recetas de ensaladas pueden reemplazar fácilmente su comida regular y encontrar un lugar en su menú diario. Tienen la capacidad de curar su cuerpo y ayudarlo a combatir esta grave enfermedad.

Disfrute de cada uno de ellos.

COMPROMISO

Para mejorar mi condición, yo (tu nombre), me comprometo a comer más de estas comidas diariamente y ejercitar al menos 30 minutos por día:

- Bayas (especialmente arándanos), duraznos, cerezas, manzanas, damascos, naranjas, jugo de limón, pomelo, mandarinas, peras, etc.

- Brócoli, espinaca, verdes de ensalada, batatas, palta, alcachofa, maíz bebé, zanahorias, apio, coliflor, cebollas, etc.

- Granos enteros, copos, avena, quínoa, cebada, etc.

- Frijoles negros, frijoles rojos, garbanzos, lentejas, etc.

- Frutos secos y semillas, incluyendo: nueces, anacardos, linaza, semillas de sésamo, etc.

- Pescado

- 8 a 10 vasos de agua

Firma aquí

X _____

49 RECETAS DE ENSALADAS PARA LA ARTRITIS PARA MINIMIZAR DOLORES Y MOLESTIAS: LA SOLUCIÓN NATURAL A SUS PROBLEMAS DE ARTRITIS

1. Ensalada de Salmón Ahumado

Ingredientes:

4 onzas de salmón ahumado, en rodajas

½ cebolla roja, en rodajas

1 taza de Lechuga iceberg, en trozos

¼ taza de Queso feta, desmenuzado

¼ taza de Aceitunas Kalamata, sin carozo

1 cucharada de aceite de oliva extra virgen

¼ cucharadita de polvo de ajo

½ cucharadita de tomillo seco

¼ cucharadita de romero seco

¼ cucharadita de sal marina

¼ cucharadita de pimienta negra, molida

Preparación:

En un tazón pequeño, combinar el aceite de oliva, polvo de ajo, tomillo, romero, sal y pimienta. Revolver y dejar a un lado.

Lavar y colar la lechuga. Trozar y poner en un tazón grande. Cubrir con las cebollas, salmón y queso.

Rociar con el aderezo y servir inmediatamente.

Puede rociar con jugo de limón para más sabor.

Información nutricional por porción: Kcal: 213, Proteínas: 13.7g, Carbohidratos: 5.9g, Grasas: 15.4g

2. Ensalada de Espinaca y Champiñones

Ingredientes:

4 tazas de espinaca fresca, lavada

2 tazas de champiñones

1 cebolla roja mediana, en rodajas finas

3 cucharadas de aceite de oliva

1 cucharadita de azúcar de coco

¼ taza de vinagre balsámico

½ cucharadita de sal

¼ cucharadita de pimienta negra, molida

Preparación:

En una sartén pequeña, combinar el vinagre balsámico, azúcar de coco, sal y pimienta. Hervir y remover del fuego inmediatamente. Dejar enfriar por completo y añadir las cebollas. Tapar y refrigerar.

Precalentar el aceite en una sartén grande a fuego medio/alto. Añadir los champiñones y rociar con sal y pimienta a gusto. Cocinar por 10 minutos, revolviendo ocasionalmente.

Agregar una taza de espinaca a la sartén y cocinar por 1-2 minutos, hasta que marchite. Remover del fuego y dejar a un lado.

Acomodar la espinaca restante en un plato y cubrir con la mezcla de champiñones y espinaca. Agregar las cebollas y marinada.

Servir inmediatamente.

Información nutricional por porción: Kcal: 243, Proteínas: 4.6g, Carbohidratos: 11.5g, Grasas: 21. 5g

3. Ensalada de Frijoles Verdes con Papas Bebé

Ingredientes:

2 tazas de frijoles verdes frescos

1 taza de papas bebé, sin piel

1 cebolla roja pequeña, en rodajas

3 cucharadas de aceite de oliva

2 cucharadita de mostaza amarilla

1 cucharadita de tomillo fresco, picado

2 cucharadita de jugo de limón, recién exprimido

¼ cucharadita de sal

¼ cucharadita de pimienta negra

Preparación:

En un tazón pequeño, combinar el aceite de oliva, mostaza amarilla, tomillo, jugo de limón, sal y pimienta. Mezclar y dejar a un lado.

Poner los frijoles verdes en una olla profunda y añadir agua hasta cubrir. Rociar con sal y hervir a fuego lento. Cocinar por 2-3 minutos, hasta que ablande. Remover del fuego. Transferir a un tazón grande y dejar a un lado.

Poner las papas en la misma olla y hervir a fuego medio/alto. Cocinar a fuego lento por 10-12 minutos, hasta que ablanden. Remover del fuego y colar. Trozar y añadirlas al tazón con frijoles verdes.

Añadir las cebollas y rociar con el aderezo. Sacudir bien y servir inmediatamente.

Información nutricional por porción: Kcal: 246, Proteínas: 3.2g, Carbohidratos: 14.3g, Grasas: 21.5g

4. Ensalada de Frisé y Rúcula

Ingredientes:

3 tazas de lechuga frisé fresca, en trozos

2 tazas de rúcula, en trozos

1 cucharada de jugo de limón, recién exprimido

1 cucharadita de Mostaza de Dijon

1 cucharada de aceite de oliva

½ cucharadita de sal

¼ cucharadita de pimienta negra, molida

½ cucharadita de Sazón italiano

Preparación:

Combinar los verdes en un colador grande. Lavar bajo agua fría y colar. Trozar y transferir a un tazón. Dejar a un lado.

En un tazón pequeño, combinar el jugo de limón, mostaza de Dijon, aceite de oliva, sal, pimienta y sazón italiano. Mezclar y rociar sobre la ensalada.

Puede añadir verdes de su elección, como espinaca, col rizada o berro.

Servir inmediatamente.

Información nutricional por porción: Kcal: 246, Proteínas: 3.2g, Carbohidratos: 14.3g, Grasas: 21.5g

5. Ensalada Dulce de Sémola con Palta y Espinaca

Ingredientes:

1 taza de sémola de trigo integral

½ palta madura, sin piel y en rodajas

1 taza de espinaca fresca, lavada y en trozos

½ pepino mediano, en rodajas

½ taza de frijoles negros, remojados por la noche

1 lima entera, exprimida

1 cucharada de aceite de oliva

1 cucharadita de jarabe de arce

¼ cucharadita de polvo de comino

¼ cucharadita de pimienta cayena

Sal y pimienta a gusto

Preparación:

Poner la sémola en una olla y añadir 2 tazas de agua. Hervir a fuego medio/alto. Cocinar por 10-15 minutos, hasta que ablande. Remover del fuego y colar el exceso de líquido. Dejar a un lado.

Colar los frijoles y ponerlos en una olla. Añadir agua hasta cubrir y hervir. Cocinar por 30 minutos. Remover del fuego y colar. Dejar a un lado.

En un colador grande, lavar la espinaca bajo agua fría. Colar y transferir a un tazón grande. Añadir la sémola cocida, frijoles cocidos, palta y pepino en rodajas.

En un tazón pequeño, combinar el aceite de oliva, jugo de lima, jarabe de arce, polvo de comino, pimienta cayena, sal y pimienta. Revolver y verter sobre la ensalada.

Servir inmediatamente.

Información nutricional por porción: Kcal: 287, Proteínas: 10.2g, Carbohidratos: 38.1g, Grasas: 12.2g

6. Ensalada de Pimientos Rojos Fritos

Ingredientes:

5 pimientos rojos medianos, por la mitad y sin semillas

1 diente de ajo, molido

1 cucharada de alcaparras, coladas

¼ taza de aceitunas, sin carozo

1 cucharada de vinagre balsámico

2 cucharadas de aceite de oliva extra virgen

1 cucharada de perejil fresco, picado

1 cucharadita de sal marina

Preparación:

En un tazón pequeño, combinar ajo, alcaparras, aceitunas, vinagre balsámico, perejil, sal y una cucharada de aceite. Revolver bien y dejar reposar por 15 minutos antes de usar.

Engrasar una sartén antiadherente con el aceite restante. Calentar a fuego medio/alto. Añadir los pimientos y rociar con sal. Cocinar por 5 minutos, hasta que ablande. Remover del fuego y transferir a un tazón grande.

Cubrir con la mezcla y rociar con perejil picado antes de servir.

Información nutricional por porción: Kcal: 240, Proteínas: 3.4g, Carbohidratos: 24.5g, Grasas: 16.6g

7. Ensalada de Pollo y Queso

Ingredientes:

1 libra de pechuga de pollo, sin piel ni hueso

¼ taza de queso cottage, desmenuzado

1 pimiento rojo mediano, en trozos

1 pepino pequeño, en rodajas

1 cebolla roja pequeña, en trozos

2 tazas de Lechuga romana, en trozos

1 cucharadita de jugo de limón, recién exprimido

1 cucharadita de Salsa Worcestershire

1 cucharada de aceite de oliva

½ cucharadita de tomillo seco, molido

¼ cucharadita de pimentón ahumado

¼ cucharadita de polvo de ajo

Sal a gusto

Preparación:

Lavar el pollo y secar con papel de cocina. Transferir a una tabla y trozar. Dejar a un lado.

Precalentar el aceite en una cacerola a fuego medio/alto. Añadir el pollo y rociar con polvo de ajo, tomillo, pimentón ahumado y sal a gusto. Cocinar por 5-7 minutos, hasta que dore. Remover del fuego y dejar a un lado.

Lavar la lechuga bajo agua fría. Trozar y poner en un tazón grande junto con el queso cottage, pepino, pimiento y cebolla.

Rociar con la salsa worcestershite y jugo de limón. Revolver bien y servir inmediatamente.

Información nutricional por porción: Kcal: 275, Proteínas: 36.2g, Carbohidratos: 11.4g, Grasas: 9.2g

8. Ensalada de Batata con Huevos

Ingredientes:

2 batatas medianas

2 huevos

1 cebolla mediana, en rodajas

1 cucharada de aceite de oliva

1 cucharada de perejil fresco, picado

½ cucharadita de sal

½ cucharadita de pimienta negra, molida

¼ cucharadita de orégano seco, molido

¼ cucharadita de romero seco, molido

Preparación:

Poner los huevos en una olla profunda y agregar agua hasta cubrir. Hervir y cocinar por 10 minutos. Remover del fuego y transferir a agua fría. Dejar reposar, pelar y trozar. Dejar a un lado.

Pelar y cortar las papas en cubos pequeños.

Pelar la cebolla y cortarla en rodajas finas. Dejar a un lado.

Poner las batatas en una olla profunda y cubrir con agua. Hervir y cocinar por 7-10 minutos a fuego medio/alto. Remover del fuego y colar.

Precalentar el aceite en una sartén grande a fuego medio/alto. Añadir las papas y rociar con sal, pimienta, orégano y romero. Cocinar por 2-3 minutos y remover del fuego.

Transferir las papas a un tazón grande, junto con los huevos, cebolla y perejil. Revolver bien.

Información nutricional por porción: Kcal: 217, Proteínas: 5.7g, Carbohidratos: 32g, Grasas: 7.9g

9. Ensalada Estilo Griego

Ingredientes:

2 tomates grandes, en trozos

¼ taza de Queso feta, desmenuzado

1 pepino, en rodajas

1 pimiento mediano, en trozos

1 cebolla pequeña, en trozos

¼ taza de aceitunas negras, sin carozo

1 cucharada de aceite de oliva

½ cucharadita de sal

½ cucharadita de pimienta negra, molida

Preparación:

Lavar los tomates y transferir a una tabla. Trozar y dejar a un lado.

Lavar el pepino y cortar en rodajas finas. Dejar a un lado.

Pelar y trozar las cebollas. Poner en un tazón pequeño y añadir agua hasta cubrir. Rociar con sal y mezclar. Dejar reposar por 10 minutos. Una vez listo, colar y apretar con las manos para remover el exceso de agua.

Lavar el pimiento y cortarlo por la mitad. Remover las semillas, trozar y dejar a un lado.

Combinar los ingredientes en un tazón grande. Agregar las aceitunas y rociar con el aceite de oliva, sal y pimienta a gusto. Revolver bien y servir inmediatamente.

Información nutricional por porción: Kcal: 209, Proteínas: 6.3g, Carbohidratos: 20g, Grasas: 13.5g

10. Ensalada de Repollo y Rábano

Ingredientes:

2 tazas de repollo, rallado

2 rábanos mediano, en rodajas finas

1 cebolla morada mediana, en rodajas

2 huevos

1 cucharada de aceite de oliva

1 cucharada de vinagre de vino blanco

1 cucharadita de Sazón italiano

¼ cucharadita de pimienta negra, molida

Preparación:

Lavar los rábanos y recortar las partes verdes. Cortar en rodajas finas y dejar a un lado.

Pelar y cortar la cebolla en rodajas finas. Rociar con sal y dejar a un lado.

En un tazón pequeño, combinar el aceite de oliva, vinagre, sazón italiano y pimienta. Mezclar y dejar a un lado.

Poner los huevos en una olla profunda. Añadir agua hasta cubrir y hervir a fuego medio/alto. Cocinar por 10 minutos y remover del fuego. Dejar enfriar por completo. Pelar y trozar.

Combinar el repollo, rábanos, cebolla y huevos en un tazón grande. Rociar con el aderezo y servir inmediatamente.

Información nutricional por porción: Kcal: 173, Proteínas: 7.1g, Carbohidratos: 10.2g, Grasas: 12.2g

11. Ensalada Mediterránea

Ingredientes:

4 onzas de camarones, limpios y sin vaina

1 taza de tomates cherry, por la mitad

1 cebolla morada mediana, en rodajas

1 pimiento verde, en trozos

¼ taza de aceitunas verdes, sin carozo

½ palta madura, en rodajas

¼ taza de queso de cabra, desmenuzado

2 cucharadas de aceite de oliva

1 cucharadita de vinagre balsámico

½ cucharadita de sal marina

¼ cucharadita de tomillo seco, molido

¼ cucharadita de orégano seco, molido

¼ cucharadita de pimienta negra

Preparación:

Precalentar una cucharada de aceite de oliva en una sartén antiadherente a fuego medio/alto. Añadir los camarones y rociar con sal y pimienta.

En un tazón pequeño, combinar el aceite restante, vinagre balsámico, tomillo y orégano. Mezclar y dejar a un lado.

Lavar y preparar los vegetales.

Combinar los camarones, tomates cherry, cebolla morada, pimiento verde y aceitunas en un tazón de ensalada grande. Rociar con el aderezo y sacudir para combinar.

Finalmente, cubrir con queso y rodajas de palta, y servir inmediatamente.

Información nutricional por porción: Kcal: 304, Proteínas: 14.8g, Carbohidratos: 13.9g, Grasas: 22.4g

12. Ensalada de Arroz y Vegetales

Ingredientes:

½ taza de arroz negro de grano largo

2 cucharadas de aceite de oliva

½ taza de tomates cherry, por la mitad

1 pepino pequeño, en cubos pequeños

2 onzas de Queso feta, desmenuzado

½ cucharadas de vinagre de jerez

1 cebolla pequeña, picada

1 diente de ajo, molido

½ taza de menta fresca, en trozos

½ taza de perejil fresco, en trozos

Sal y pimienta a gusto

Preparación:

Precalentar una cucharada de aceite de oliva en una cacerola a fuego medio/alto. Añadir el ajo picado y cebollas. Rociar con sal y cocinar por 3-4 minutos, hasta que trasluzcan. Remover y dejar a un lado.

Añadir el aceite restante a la cacerola y calentar a fuego medio/alto. Añadir el arroz y cocinar por 2 minutos, hasta que dore. Verter 1 1/2 taza de agua y revolver. Hervir a fuego mínimo. Cocinar por 25-30 minutos, revolviendo ocasionalmente. Remover del fuego y tapar. Dejar reposar 5 minutos.

Combinar el arroz y cebolla en un tazón grande. Agregar los tomates y pepino. Rociar con vinagre de jerez, sal y pimienta a gusto. Puede agregar aceite de oliva para más sabor.

Finalmente, añadir el queso, menta y perejil.

Servir inmediatamente.

Información nutricional por porción: Kcal: 287, Proteínas: 7.1g, Carbohidratos: 34.5g, Grasas: 14.6g

13. Ensalada Cremosa de Remolacha

Ingredientes:

6 onzas de remolacha

1 huevo, hervido

½ taza de Yogurt griego

2 cucharadas de crema agria

2 cucharadita de mostaza amarilla

1 cucharada de perejil fresco, picado

1 diente de ajo, molido

2 nueces, picadas

2 cucharadita de semillas de calabaza

1 taza de rúcula fresca, en trozos

1 cucharada de aceite de oliva

Sal

Preparación:

Recortar las puntas de la remolacha. Lavar y cortar en rodajas finas. Poner en una olla profunda y añadir agua hasta cubrir. Hervir a fuego medio/alto y cocinar por 15-20 minutos. Remover del fuego y colar. Dejar a un lado.

Calentar una sartén antiadherente a fuego medio/alto. Añadir las semillas de calabaza y cocinar por 3-5 minutos, hasta que se tuesten.

En un tazón, combinar el yogurt griego, crema agria, mostaza amarilla y aceite de oliva. Revolver y dejar a un lado.

Poner el huevo en una olla profunda y añadir agua hasta cubrir. Hervir a fuego medio/alto. Cocinar por 10-12 minutos. Remover del fuego y dejar enfriar por completo. Pelar y trozar.

Combinar la remolacha, huevos, ajo, rúcula y semillas de calabaza. Agregar sal a gusto y revolver.

Verter sobre la mezcla de yogurt y revolver antes de servir.

Información nutricional por porción: Kcal: 265, Proteínas: 12.9g, Carbohidratos: 13.7g, Grasas: 19.1g

14. Ensalada de Lentejas y Tomate

Ingredientes:

1 taza de lentejas, coladas

1 tomate roma grande, en trozos

1 pimiento jalapeño pequeño, picado

1 diente de ajo, molido

1 pepino mediano, en trozos

1 cebolla morada mediana, en trozos

1 pimiento rojo grande, en trozos

1 cucharada de aceite de oliva

¼ cucharadita de comino molido

1 cucharada de jugo de limón, recién exprimido

Preparación:

Lavar el tomate y remover las hojas. Trozar y dejar a un lado.

Lavar el pimiento y cortarlo por la mitad. Remover las semillas y trozar. Dejar a un lado.

Cortar el pepino en trozos pequeños y dejar a un lado.

Pelar y trozar la cebolla. Dejar a un lado.

Precalentar el aceite en una cacerola grande a fuego medio/alto. Añadir el ajo y pimiento jalapeño. Cocinar por 2-3 minutos, hasta que dore.

Añadir las lentejas y rociar con polvo de comino. Revolver bien y remover del fuego. Dejar reposar y transferir a un tazón grande.

Añadir todos los vegetales al tazón y rociar con el jugo de limón. Sacudir para combinar y servir inmediatamente.

Información nutricional por porción: Kcal: 326, Proteínas: 18.8g, Carbohidratos: 52.3g, Grasas: 5.9g

15. Ensalada Cesar

Ingredientes:

4 onzas de filetes de pollo, sin piel ni hueso, en tiras de 1 pulgada

½ tomate mediano, en trozos

1 huevo, hervido

¼ taza de crotones

1 pepino pequeño, en rodajas

1 taza de Lechuga iceberg

2 cucharadas de Yogurt griego

1 cucharada de queso de cabra, desmenuzado

1 cucharada de aceite de oliva

Sal y pimienta a gusto

Preparación:

Lavar el pollo bajo agua fría y secar con papel de cocina. Transferir a una tabla y trozar. Dejar a un lado.

Precalentar el aceite en una cacerola mediana a fuego medio/alto. Añadir el pollo y rociar con sal y pimienta a gusto. Cocinar por 5 minutos, hasta que dore. Remover del fuego y dejar a un lado.

En un tazón pequeño, combinar el yogurt griego queso de cabra, aceite de oliva, sal y pimienta. Mezclar y dejar a un lado.

Poner el huevo en una olla profunda y añadir agua hasta cubrir. Hervir y cocinar por 12 minutos. Remover del fuego y lavar con agua fría. Pelar y trozar.

Combinar el pollo, tomate, crotones, pepino y lechuga en un tazón grande. Rociar con el aderezo y revolver.

Servir inmediatamente.

Información nutricional por porción: Kcal: 309, Proteínas: 15.7g, Carbohidratos: 19g, Grasas: 19.4g

16. Ensalada Picante de Palta y Cuscús

Ingredientes:

1 palta madura, en trozos pequeños

½ taza de cuscús

1 cucharada de perejil, picado

½ taza de lentejas enlatadas, lavadas y coladas

1 cucharada de maíz enlatado, colado y lavado

1 pimiento rojo grande, en trozos

3 cucharadas de aceite de oliva

1 ají picante pequeño, sin semillas

1 dientes de ajo

½ cucharadita de sal

½ cucharadita de pimentón ahumado

Preparación:

Poner el cuscús en un tazón profundo y verter 1 taza de agua hirviendo. Tapar y dejar reposar 10 minutos.

Mientras tanto, combinar el aceite de oliva, ají picante, ajo, sal y pimentón ahumado en una procesadora. Mezclar bien. Puede añadir pimiento en vez de ají picante si es muy picante.

Esponjar el cuscús con un tenedor y añadir las lentejas, palta, maíz, perejil y pimiento.

Finalmente, rociar con salsa y revolver.

Servir inmediatamente.

Información nutricional por porción: Kcal: 323, Proteínas: 9.3g, Carbohidratos: 36.4g, Grasas: 17g

17. Ensalada de Shiitake y Espinaca

Ingredientes:

1 taza de Champiñones shiitake, en trozos

2 tazas de espinaca bebé fresca, en trozos

¼ taza de Queso feta, desmenuzado

1 diente de ajo, molido

2 remolacha pequeña, en rodajas

1 cebolla pequeña, en rodajas

1 cucharadita de tomillo fresco, molido

2 cucharadas de aceite de oliva

½ cucharadas de vinagre balsámico

Sal y pimienta a gusto

Preparación:

Precalentar el aceite en una cacerola grande a fuego medio/alto. Añadir el ajo y cebolla. Cocinar por 3-4 minutos, hasta que trasluzca.

Añadir los champiñones y rociar con tomillo, sal y pimienta a gusto. Cocinar por 3-4 minutos, hasta que ablanden.

Agregar la espinaca y revolver. Cocinar por 2-3 minutos y rociar con vinagre balsámico. Revolver y remover del fuego.

Transferir todo a un tazón de ensalada grande y cubrir con la remolacha en rodajas, cebolla y queso.

Servir inmediatamente.

Información nutricional por porción: Kcal: 278, Proteínas: 6.9g, Carbohidratos: 26g, Grasas: 18.5g

18. Ensalada de Papa con Aderezo Cremoso

Ingredientes:

2 papas medianas, en trozos pequeños

1 pimiento rojo grande, en trozos

1 pepino pequeño, en rodajas

¼ taza de cebollas de verdeo, en trozos

1 cucharadita de mostaza amarilla

4 cucharadas de Yogurt griego

1 cucharadita de vinagre de vino blanco

¼ cucharadita de pimienta negra, molida

½ cucharadita de sal

Preparación:

Poner las papas en una olla profunda y añadir agua hasta cubrir. Hervir a fuego medio/alto. Cocinar por 10-15 minutos, hasta que ablande. Remover del fuego y colar. Dejar a un lado.

En un tazón pequeño, combinar el yogurt griego, vinagre de vino blanco, mostaza amarilla, pimienta negra y sal. Mezclar y dejar a un lado.

Poner las papas en un tazón de ensalada y rociar con el aderezo. Decorar con cebollas de verdeo antes de servir.

Información nutricional por porción: Kcal: 202, Proteínas: 6.5g, Carbohidratos: 45.1g, Grasas: 0.8g

19. Ensalada Simple de Tomate y Muzzarella

Ingredientes:

2 tomates grandes, en trozos pequeños

½ taza de Queso muzzarella, en rodajas

½ cebolla morada pequeña, picada

¼ taza de aceitunas, sin carozo

2 cucharadas de perejil fresco, picado

½ cucharadita de orégano seco, molido

1 cucharada de aceite de oliva extra virgen

¼ cucharadita de sal marina

¼ cucharadita de pimienta negra

Preparación:

Lavar los tomates y trozarlos. Transferir a un tazón de ensalada y añadir el queso muzzarella.

En un tazón pequeño, combinar el aceite de oliva, orégano seco, sal marina y pimienta negra. Mezclar bien.

Rociar la ensalada con el aderezo.

Rociar con perejil y cubrir con aceitunas antes de servir.

Información nutricional por porción: Kcal: 285, Proteínas: 8.2g, Carbohidratos: 21.3g, Grasas: 21g

20. Ensalada de Frijoles con Feta y Semillas de Chía

Ingredientes:

½ taza de frijoles enlatados, colados y lavados

1 cebolla roja pequeña, en trozos

1 dientes de ajo, picado

1 tomate grande, en trozos

¼ taza de Queso feta, desmenuzado

4 cucharadita de semillas de chía

1 cucharadita de chalotes, picados

1 cucharada de perejil fresco, picado

1 cucharadita de vinagre de sidra de manzana

1 cucharadita de mostaza amarilla

2 cucharadas de aceite de oliva

¼ cucharadita de comino molido

¼ cucharadita de orégano seco, molido

½ cucharadita de sal

¼ cucharadita de pimienta negra, molida

Preparación:

En un tazón pequeño, combinar el aceite de oliva, vinagre de sidra de manzana, ajo, comino, orégano, sal y pimienta. Mezclar y dejar a un lado.

Poner los frijoles en un colador grande. Lavar bajo agua fría. Colar y transferir a un tazón.

Añadir el tomate y cebolla. Rociar con el aderezo y revolver bien.

Rociar con semillas de chía y servir inmediatamente.

Información nutricional por porción: Kcal: 218, Proteínas: 4.8g, Carbohidratos: 11.1g, Grasas: 18.6g

21. Ensalada de Pimiento con Lentejas

Ingredientes:

4 pimientos rojos grandes

½ taza de lentejas, coladas

1 cucharada de perejil fresco, picado

1 cucharada de albahaca fresca, picada

1 cucharadita de menta fresca, picada

¼ taza de Queso feta, en cubos pequeños

2 cucharadita de vinagre balsámico

2 cucharadas de aceite de oliva

¼ cucharadita de comino molido

2-3 nueces, en trozos

¼ cucharadita de pimienta cayena

Preparación:

Precalentar una cucharada de aceite de oliva en una sartén grande a fuego medio/alto. Agregar los pimientos y rociar con sal a gusto. Cocinar por 3-4 minutos de cada lado, hasta que ablanden.

Lavar las lentejas usando un colador. Colar y dejar a un lado.

Combinar el aceite restante, vinagre balsámico, comino, pimienta cayena, perejil, albahaca y menta en un tazón. Revolver.

Combinar los pimientos, lentejas y queso feta en una fuente. Rociar con el aderezo.

Cubrir con nueces y servir inmediatamente.

Información nutricional por porción: Kcal: 218, Proteínas: 4.8g, Carbohidratos: 11.1g, Grasas: 18.6g

22. Ensalada de Zanahoria y Mostaza

Ingredientes:

4 zanahorias grandes

1 cucharadita de mostaza amarilla

1 cucharadita de jugo de limón, recién exprimido

1 cucharada de aceite de oliva

2 cucharadas de perejil fresco, picado

¼ cucharadita de tomillo seco, molido

Sal y pimienta

Preparación:

Lavar la zanahoria y pelarla. Cortar en rodajas finas y transferir a un tazón de ensalada. Dejar a un lado.

En un tazón pequeño, combinar la mostaza amarilla, jugo de limón, aceite de oliva y tomillo. Agregar sal y pimienta a gusto. Mezclar bien y verter sobre las zanahorias.

Revolver bien y dejar reposar por 30 minutos antes de servir.

Información nutricional por porción: Kcal: 246, Proteínas: 2.9g, Carbohidratos: 29.4g, Grasas: 14.3g

23. Ensalada de Atún y Arroz

Ingredientes:

½ arroz negro

4 onzas de atún molido, colado

1 cucharada de jugo de naranja exprimido

½ limón fresco, exprimido

1 cucharada de perejil fresco, picado

½ cucharadita de Sazón italiano

1 cucharada de alcaparras coladas

¼ taza de aceitunas, en trozos

¼ cucharadita de pimentón ahumado, molido

¼ cucharadita de sal

1 cucharada de aceite de oliva

Preparación:

En un tazón pequeño, combinar el aceite de oliva, sazón italiana, alcaparras, aceitunas, pimentón ahumado y sal.

Poner el arroz en una olla. Añadir 1/2 taza de agua y hervir a fuego medio/alto. Cocinar por 10-15 minutos, hasta que el líquido se haya absorbido.

Agregar el jugo de limón y naranja. Revolver y remover del fuego. Dejar enfriar por completo.

Transferir el arroz a un tazón y añadir el atún y perejil. Rociar con la mezcla y revolver.

Servir inmediatamente.

Información nutricional por porción: Kcal: 370, Proteínas: 19.2g, Carbohidratos: 40g, Grasas: 15.1g

24. Ensalada de Brócoli y Lentejas

Ingredientes:

2 tazas de brócoli fresco, en trozos

½ taza de lentejas, remojadas por la noche

¼ taza de cebollas de verdeo, en trozos

2 cucharadas de perejil, picado

1 diente de ajo, molido

1 cucharadita de Mostaza de Dijon

1 cucharadita de jarabe de arce

1 cucharada de aceite de oliva

1 cucharada de vinagre de sidra de manzana

¼ cucharadita de pimienta negra

½ sal

Preparación:

Colar las lentejas y poner en una olla profunda. Añadir dos tazas de agua y hervir. Cocinar por 20 minutos. Remover del fuego y colar. Dejar a un lado.

Lavar el brócoli bajo agua fría. Colar y trozar. Cocinar al vapor por 10 minutos, hasta que ablande.

En un tazón pequeño, combinar el perejil, mostaza de Dijon, jarabe de arce, aceite de oliva, vinagre de sidra de manzana, pimienta y sal. Mezclar bien.

En un tazón de ensalada grande, combinar las lentejas y brócoli. Rociar con el aderezo y revolver.

Servir inmediatamente.

Información nutricional por porción: Kcal: 370, Proteínas: 19.2g, Carbohidratos: 40g, Grasas: 15.1g

25. Ensalada de Sésamo y Pollo

Ingredientes:

4 onzas de pechuga de pollo, sin piel ni hueso

½ cebolla pequeña, en trozos

2 cucharadita de soy sauce

½ cucharadita de romero seco, molido

½ taza de tomates cherry, en trozos

¼ taza de queso cottage

1 cucharadita de semillas de sésamo

1 cucharadita de vinagre balsámico

2 tazas de Lechuga romana, en trozos

1 cucharada de aceite de oliva

Sal a gusto

Preparación:

Lavar el pollo bajo agua fría y secar con papel de cocina. Transferir a una tabla y cortar en tiras. Frotar con salsa de soja y rociar con romero. Dejar reposar 10 minutos.

Precalentar el aceite en una sartén a fuego medio/alto. Añadir el pollo y cocinar por 5 minutos, hasta que dore.

En un tazón de ensalada, combinar la lechuga queso y tomates cherry. Cubrir con el pollo y rociar con semillas de sésamo y vinagre balsámico.

Añadir sal a gusto.

Información nutricional por porción: Kcal: 371, Proteínas: 34.7g, Carbohidratos: 14.1g, Grasas: 19.9g

26. Ensalada de Remolacha con Puerros

Ingredientes:

2 remolachas grandes, en trozos pequeños

1 taza de puerros, en trozos

1 zanahoria grande, en rodajas

1 diente de ajo, molido

1 taza de Yogurt griego

½ cucharadita de tomillo seco

½ limón entero, exprimido

½ cucharadita de pimienta negra

Sal

1 cucharada de aceite de oliva

Preparación:

Lavar la remolacha y recortar las partes verdes. Poner en una olla profunda y añadir agua hasta cubrir. Hervir y cocinar por 20 minutos. Remover del fuego, colar y dejar enfriar completamente. Trozar.

Precalentar el aceite en una sartén a fuego medio/alto. Añadir las zanahorias y cocinar por 5 minutos, revolviendo ocasionalmente. Agregar los puerros y ajo. Verter agua para ayudar a cocinar. Cocinar por 10-15 minutos, hasta que los puerros ablanden.

En un tazón pequeño, combinar el yogurt griego, jugo de limón, tomillo, pimienta y sal. Mezclar bien.

Combinar la remolacha, zanahorias y puerros en un tazón de ensalada. Rociar con la mezcla de yogurt y revolver.

Servir inmediatamente.

Información nutricional por porción: Kcal: 332, Proteínas: 25.8g, Carbohidratos: 49.6g, Grasas: 4.8g

27. Ensalada de Batata y Col Rizada con Semillas de Sésamo

Ingredientes:

1 batata mediana, en trozos

2 tazas de col rizada fresca, en trozos

1 cucharadita de vinagre de sidra de manzana

1 cucharadita de aceite de palta

1 cucharadita de semillas de sésamo

1 diente de ajo, molido

Sal y pimienta a gusto

Preparación:

Pelar y lavar la papa. Trozar y poner en una olla grande. Agregar agua hasta cubrir y rociar con sal. Hervir a fuego medio/alto y cocinar por 5 minutos. Tapar y dejar reposar en agua caliente.

En un colador grande, lavar la col rizada. Colar y trozar.

Precalentar el aceite en una cacerola a fuego medio/alto. Añadir el ajo y cocinar por 2-3 minutos. Agregar la col rizada y cocinar 3-4 minutos más, hasta que marchite. Remover y dejar a un lado.

En un tazón de ensalada, combinar la batata y col rizada. Rociar con vinagre y semillas de sésamo. Revolver y servir inmediatamente.

Información nutricional por porción: Kcal: 198, Proteínas: 7.1g, Carbohidratos: 39.6g, Grasas: 2.3g

28. Ensalada de Berro y Mango con Semillas de Granada

Ingredientes:

2 tazas de berro, en trozos

1 mango maduro, en trozos

¼ taza de semillas de granada

1 cucharada de nueces, en trozos

1 naranja, exprimida

½ limón, exprimido

3 cucharadita de aceite de cáñamo

1 cucharadita de miel

Sal y pimienta a gusto

Preparación:

En un colador grande, lavar el berro. Colar y dejar a un lado.

Pelar el mango y trozarlo. Dejar a un lado.

En un tazón pequeño, combinar la naranja, jugo de limón, aceite de cáñamo, miel, sal y pimienta. Mezclar y dejar a un lado.

En un tazón de ensalada, combinar el berro y mango. Rociar con el aderezo y revolver bien.

Cubrir con semillas de granada y nueces antes de servir.

Información nutricional por porción: Kcal: 198, Proteínas: 7.1g, Carbohidratos: 39.6g, Grasas: 2.3g

29. Ensalada Picante de Naranja y Comino

Ingredientes:

3 naranjas grandes, sin piel

1 cebolla roja pequeña, en trozos

2 cucharadita de aceite de oliva

¼ taza de aceitunas, sin carozo

1 lima entera, exprimida

½ cucharadita de pimienta negra, molida

½ cucharadita de polvo de comino negro

Preparación:

Pelar y dividir la naranja en gajos. Dejar a un lado.

Pelar y cortar las cebollas en rodajas finas, junto con las aceitunas.

En un tazón pequeño, combinar el jugo de lima, pimienta y polvo de comino. Mezclar y dejar a un lado.

Combinar la naranja, cebolla y aceitunas en un tazón de ensalada. Rociar con el aderezo.

Puede cubrir con hojas de cilantro o albahaca picadas.

Servir inmediatamente.

Información nutricional por porción: Kcal: 244, Proteínas: 3.2g, Carbohidratos: 47.1g, Grasas: 6.9g

30. Ensalada de Coliflor y Brócoli con Arándanos Agrios Secos

Ingredientes:

2 tazas de coliflor, en trozos

2 tazas de brócoli, en trozos

1 cucharada de arándanos agrios secos

1 cucharada de copos de almendra

1 cucharadita de Mostaza de Dijon

1 limón entero, exprimido

2 dientes de ajo, molidos

1 cucharadita de aceite de palta

½ cucharadita de pimienta negra, molida

½ cucharadita de sal

Preparación:

Poner papel de hornear en una fuente. Esparcir los copos de almendra en una capa, y hornear por 2 minutos a 450 grados. Remover del horno y dejar enfriar por completo.

Lavar la coliflor y brócoli en un colador grande. Trozar y poner en un tazón grande. Añadir los arándanos agrios y almendras tostadas, y dejar a un lado.

En un tazón pequeño, combinar la mostaza de Dijon, jugo de limón, ajo, aceite de palta y sal. Mezclar y rociar sobre la ensalada. Revolver y servir inmediatamente.

Información nutricional por porción: Kcal: 291, Proteínas: 15.1g, Carbohidratos: 29g, Grasas: 14.7g

31. Ensalada Cremosa de Tomate y Atún

Ingredientes:

1 tomate grande, en trozos

4 onzas de atún enlatado, colado

1 pimiento verde grande, en trozos

1 pepino pequeño, en cubos

1 taza de Yogurt griego

1 cucharadita de vinagre de sidra de manzana

1 cucharadita de piñones

1 cucharada de aceite de oliva extra virgen

Sal y pimienta a gusto

Preparación:

Lavar el tomate y trozarlo. Poner en un tazón de ensalada grande y dejar a un lado.

Cortar el pimiento por la mitad y remover las semillas. Trozar y añadirlo al tazón.

Lavar y cortar el pepino en cubos pequeños. Añadirlo al tazón y dejar a un lado.

Combinar el yogurt, vinagre, piñones y aceite de oliva en un tazón pequeño. Agregar sal y pimienta a gusto y mezclar.

Rociar el aderezo cremoso sobre la ensalada y revolver. Agregar más sal y pimienta de ser necesario.

Servir inmediatamente.

Información nutricional por porción: Kcal: 309, Proteínas: 27.7g, Carbohidratos: 17.7g, Grasas: 15.1g

32. Ensalada de Tomate y Palta con Aderezo Griego

Ingredientes:

1 taza de tomates uva, en trozos

1 pepino pequeño, en trozos

½ palta madura, en trozos

1 cebolla morada pequeña, en rodajas

½ taza de Queso feta, desmenuzado

1 cucharada de perejil fresco, picado

2 cucharadas de aceite de oliva

½ limón entero, exprimido

1 cucharadita de Mostaza de Dijon

1 diente de ajo, aplastado

1 cucharadita de albahaca fresca, picada

¼ cucharadita de orégano seco, molido

Sal a gusto

Preparación:

En un tazón, combinar el aceite de oliva, jugo de limón, mostaza de Dijon, ajo, albahaca, orégano y sal. Mezclar y dejar a un lado.

Lavar el pepino y cortarlo en rodajas finas. Dejar a un lado.

En un colador grande, lavar los tomates uva. Colar y cortarlos por la mitad. Dejar a un lado.

Cortar la palta por la mitad. Remover el carozo y cortar en rodajas finas. Reservar el resto en la nevera. Puede rociar con jugo de limón y dejar reposar 5 minutos.

Pelar y trozar la cebolla.

Combinar los tomates, pepino, palta y cebolla en un tazón de ensalada. Rociar con el aderezo y revolver. Rociar con perejil fresco y servir inmediatamente.

Información nutricional por porción: Kcal: 253, Proteínas: 5.8g, Carbohidratos: 12.6g, Grasas: 21.5g

33. Ensalada de Trucha Ahumada y Fusili

Ingredientes:

3 onzas de pasta fusili

2 onzas de trucha ahumada, en rodajas finas

½ taza de crema agria

2 pimientos rojos grandes, en trozos

½ cucharadita de eneldo seco, molido

½ limón entero, exprimido

1 cucharada de aceite de oliva

Sal y pimienta a gusto

Preparación:

Poner la pasta en una olla profunda y agregar agua hasta cubrir. Hervir a fuego medio/alto. Cocinar por 10-13 minutos. Remover del fuego y colar. Lavar bajo agua fría y dejar a un lado.

Cortar los pimientos por la mitad. Remover las semillas y trozar. Dejar a un lado.

En un tazón pequeño, combinar la crema agria, jugo de limón, aceite de oliva, sal y pimienta. Mezclar bien.

En un tazón de ensalada, combinar la pasta, trucha ahumada y pimientos. Rociar con el aderezo y revolver.

Puede decorar con perejil fresco o añadir aceitunas antes de servir.

Información nutricional por porción: Kcal: 288, Proteínas: 10.8g, Carbohidratos: 29g, Grasas: 14.9g

34. Ensalada Mexicana de Papa

Ingredientes:

2 papas grandes, en cubos

1 pimiento rojo grande, en trozos

¼ taza de queso chédar, rallado

2 cucharadas de vinagre de vino tinto

1 cucharada de maíz, lavado y colado

½ taza de cebollas de verdeo, en trozos

1 cucharada de perejil fresco, picado

¼ taza de Yogurt griego

2 cucharadas de aceite de oliva

½ lima entera, exprimida

½ cucharadita de polvo de ajo

1 cucharadita de orégano seco, molido

¼ cucharadita de polvo de comino

¼ cucharadita de polvo de chile

½ cucharadita de pimienta negra, molida

Sal

Preparación:

En un tazón, combinar el yogurt griego, aceite de oliva, jugo de lima, polvo de ajo, orégano, comino, polvo de chile, sal y pimienta. Mezclar y refrigerar.

Pelar y lavar las papas. Poner en una olla profunda y rociar con sal. Añadir agua hasta cubrir y hervir a fuego medio/alto. Cocinar por 20 minutos, hasta que ablanden. Remover del fuego y colar. Dejar enfriar por completo. Cortar en cubos pequeños y dejar a un lado.

En un tazón pequeño, combinar la sal y vinagre de vino tinto. Mezclar, rociar sobre las papas y revolver. Dejar reposar hasta que se absorba el líquido.

Agregar los pimientos y queso cheddar rallado. Rociar con la mezcla de yogurt y revolver.

Servir inmediatamente.

Información nutricional por porción: Kcal: 278, Proteínas: 8.1g, Carbohidratos: 40.9g, Grasas: 10.4g

35. Ensalada de Berenjena

Ingredientes:

2 berenjenas medianas, en rodajas

2 cucharadas de aceite de oliva

1 diente de ajo, molido

½ cucharadita de polvo de comino

½ cucharadita de polvo de cilantro

½ cucharadita de pimentón ahumado

1 cucharada de perejil fresco, picado

1 cucharada de cilantro fresco, picado

¼ taza de cebollas de verdeo frescas, en trozos

1 cucharada de jugo de limón, recién exprimido

Sal

Preparación:

Precalentar el horno a 400 grados. Poner papel de hornear en una fuente y dejar a un lado.

Lavar las berenjenas y secarlas con papel de cocina. Transferir a una tabla y cortar en rodajas finas.

Esparcir la berenjena sobre una fuente y hornear por 20-25 minutos.

Una vez listo, remover del horno y dejar enfriar por completo.

En una procesadora, combinar el aceite de oliva, ajo, polvo de comino, cilantro, pimentón ahumado, perejil, cebollas de verdeo, polvo de cilantro, jugo de limón y sal. Pulsar.

Transferir la berenjena fría a un plato y rociar con el aderezo.

Puede servir con pan de ajo tostado.

Información nutricional por porción: Kcal: 269, Proteínas: 6g, Carbohidratos: 34.5g, Grasas: 15.3g

36. Ensalada de Calabacín y Carpacho

Ingredientes:

3 calabacines medianos, en rodajas finas

¼ taza de Queso parmesano, en rodajas finas

2 cucharadas de alcaparras, coladas

¼ taza de aceitunas negras

1 limón entero, exprimido

½ taza de menta fresca, en trozos

3 cucharadas de aceite de oliva

1 cucharadita de vinagre de sidra de manzana

Sal y pimienta a gusto

Preparación:

Lavar y secar los calabacines. Cortarlos en rodajas y descartar las partes del medio con semillas.

Esparcir las rodajas de calabacín en una fuente de hornear grande. Rociar con sal, pimienta y vinagre. Dejar reposar 30 minutos.

En un tazón pequeño, combinar el aceite de oliva, jugo de limón, sal y pimienta. Mezclar.

Transferir el calabacín a un tazón y rociar con el aderezo. Cubrir con menta, alcaparras y queso.

Revolver y servir inmediatamente.

Información nutricional por porción: Kcal: 304, Proteínas: 9.2g, Carbohidratos: 13.8g, Grasas: 26.6g

37. Ensalada de Roquefort y Rábano con Frambuesas

Ingredientes:

2 tazas de rúcula fresca, en trozos

3 rábanos medianos, en rodajas

½ taza de Queso roquefort, (o cualquier queso azul)

½ taza de frambuesas frescas

1 cucharada de nueces, picadas

1 cucharada de aceite de oliva

1 cucharadita de vinagre de sidra de manzana

¼ cucharadita de eneldo seco, molido

Sal y pimienta

Preparación:

En un colador grande, lavar la rúcula bajo agua fría. Colar y trozar con las manos. Poner en un tazón de ensalada y dejar a un lado. Puede rociar con jugo de limón para más sabor.

Lavar los rábanos y recortar las partes verdes. Cortar en rodajas finas y añadirlos al tazón con la rúcula.

Cortar el queso en cubos pequeños y añadirlo a la ensalada.

Rociar con el aceite de oliva, vinagre de sidra de manzana, eneldo y sal. Revolver y cubrir con frambuesas y nueces.

Servir inmediatamente.

Información nutricional por porción: Kcal: 226, Proteínas: 9.1g, Carbohidratos: 5.8g, Grasas: 19.3g

38. Ensalada de Espárragos y Frutillas

Ingredientes:

5 onzas de espárragos, recortados y en trozos

6 onzas de frutillas, en trozos

¼ taza de frambuesas

1 cucharada de vinagre balsámico

1 cucharada de aceite de oliva

Sal y pimienta

Preparación:

En una procesadora, combinar las frambuesas, vinagre balsámico, aceite de oliva, sal y pimienta. Pulsar y dejar a un lado.

Lavar y colar los espárragos. Recortar las puntas y trozar. Transferir a una olla profunda y añadir agua hasta cubrir. Hervir a fuego medio/alto por 2 minutos y remover. Colar y dejar enfriar.

Lavar las frutillas. Colar y trozar.

Combinar los espárragos y frutillas en un tazón grande. Rociar con la salsa y revolver.

Servir inmediatamente.

Información nutricional por porción: Kcal: 222, Proteínas: 4.6g, Carbohidratos: 22.4g, Grasas: 14.9g

39. Ensalada Cremosa de Pepino

Ingredientes:

2 tazas de Yogurt griego

2 pepinos medianos, picados

2 dientes de ajo, molidos

¼ taza de eneldo fresco, picado

2 cucharadas de aceite de oliva extra virgen

1 cucharada de nueces, picadas

Sal y pimienta a gusto

Preparación:

Lavar y trozar los pepinos. Poner en un tazón de ensalada grande y dejar a un lado.

En un tazón pequeño, combinar el ajo, eneldo, aceite de oliva, sal y pimienta. Mezclar y verter sobre los pepinos. Revolver y dejar reposar 15 minutos.

Agregar el yogurt griego y revolver. Cubrir con nueces antes de servir.

Puede añadir pimienta cayena o chile para más sabor.

Información nutricional por porción: Kcal: 360, Proteínas: 24.5g, Carbohidratos: 23.7g, Grasas: 20.9g

40. Ensalada Griega de Lentejas

Ingredientes:

½ taza de lentejas, remojadas por la noche

1 cebolla morada pequeña, en trozos

1 pepino pequeño, en trozos

½ taza de tomates cherry, por la mitad

¼ taza de Aceitunas Kalamata

¼ taza de Queso feta, en cubos

1 cucharadita de eneldo fresco, picado

2 cucharadas de aceite de oliva

1 diente de ajo, aplastado

¼ cucharadita de orégano seco, molido

1 cucharada de jugo de limón, recién exprimido

Sal y pimienta a gusto

Preparación:

En un tazón pequeño, combinar el aceite de oliva, ajo, orégano seco, jugo de limón, sal y pimienta. Mezclar y dejar a un lado.

Colar las lentejas y ponerlas en una olla profunda. Añadir 2 tazas de agua y una pizca de sal. Hervir a fuego medio/fuerte por 20 minutos y remover del fuego. Colar y lavar bajo agua fría. Dejar a un lado.

Lavar y preparar los vegetales.

En un tazón de ensalada grande, combinar las cebollas, pepino, tomates cherry, aceitunas Kalamata y queso feta. Agregar las lentejas y revolver.

Rociar con el aderezo y revolver.

Servir inmediatamente.

Información nutricional por porción: Kcal: 273, Proteínas: 11.5g, Carbohidratos: 28.1g, Grasas: 13.8g

41. Ensalada de Brócoli con Pasas de Uva

Ingredientes:

2 tazas de brócoli, en trozos

1 cebolla morada pequeña, picada

1 cucharada de pasas de uva

½ taza de queso chédar, en cubos

½ taza de tomates cherry, por la mitad

2 cucharadita de vinagre de sidra de manzana

1 cucharada de aceite de oliva

Sal y pimienta

Preparación:

En un colador grande, lavar el brócoli bajo agua fría. Trozar y dejar a un lado.

Pelar y picar la cebolla. Dejar a un lado.

Lavar los tomates cherry y remover las hojas. Cortarlos por la mitad y dejar a un lado.

Combinar el brócoli, cebolla tomates, pasas de uva y queso cheddar en un tazón de ensalada grande. Rociar con vinagre de sidra de manzana, aceite de oliva, sal y pimienta.

Mezclar hasta que se incorpore y servir inmediatamente.

Información nutricional por porción: Kcal: 242, Proteínas: 10.5g, Carbohidratos: 15.1g, Grasas: 16.8g

42. Ensalada Waldorf Clásica-

Ingredientes:

2 manzanas Granny Smith grandes, sin centro

2 tallos de apio grandes

1 taza de Yogurt griego

½ limón entero, exprimido

1 cucharada de nueces, picadas

Sal y pimienta a gusto

Perejil

Preparación:

Lavar las manzanas y cortarlas por la mitad. Remover el centro y cortar en rodajas o tiras. Dejar a un lado.

Lavar el apio y descartar las hojas. Cortar cada tallo en tiras de 1 pulgada. Dejar a un lado.

En un tazón, combinar el yogurt griego, limón, sal y pimienta. Mezclar y dejar a un lado.

Combinar las manzanas y apio en un tazón de ensañada. Añadir la mezcla de yogurt y revolver.

Cubrir con nueces y decorar con perejil.

Información nutricional por porción: Kcal: 226, Proteínas: 11.6g, Carbohidratos: 37.2g, Grasas: 4.7g

43. Ensalada de Frijoles Verdes y Fusili

Ingredientes:

4 onzas de pasta fusili

1 taza de frijoles verdes

¼ taza de Queso feta, desmenuzado

¼ taza de aceitunas, sin carozo y en trozos

2 dientes de ajo, molidos

½ cebolla, picada

1 taza de yogurt bajo en grasas

1 cucharadita de mostaza amarilla

2 cucharadas de aceite de oliva

½ cucharadita de eneldo seco, molido

½ cucharadita de pimienta roja, molida

Sal

Preparación:

Poner la pasta en una olla profunda. Añadir agua hasta cubrir y hervir. Rociar con sal y cocinar por 10 minutos a fuego medio/alto. Remover del fuego y transferir a un colador grande. Lavar bajo agua fría y dejar a un lado.

Poner los frijoles verdes en una olla profunda y cubrir con agua. Hervir a fuego medio/alto y cocinar por 5 minutos. Remover del fuego y colar. Dejar a un lado.

Precalentar una cucharada de aceite de oliva en una sartén grande a fuego medio/alto. Añadir las cebollas y ajo. Cocinar por 2-3 minutos, hasta que trasluzca. Agregar los frijoles verdes y cocinar por 5 minutos. Remover del fuego y transferir a un tazón de ensalada grande.

Añadir la pasta al tazón y revolver. Dejar a un lado.

Combinar el aceite de oliva restante, yogurt, mostaza, eneldo, pimienta roja y una pizca de sal en un tazón. Revolver y verter sobre los frijoles y pasta. Cubrir con aceitunas y queso antes de servir.

Información nutricional por porción: Kcal: 264, Proteínas: 9.3g, Carbohidratos: 31.5g, Grasas: 11.2g

44. Ensalada de Apio Cocido

Ingredientes:

4 tallos de apio, con sus hojas

1 limón entero, exprimido

3 cucharadas de nueces, por la mitad

1 cebolla morada pequeña, picada

2 cucharadas de vinagre de vino blanco

2 tazas de lechuga de cordero, en trozos

1 cucharadita de aceite de linaza

½ cucharadita de sal

½ cucharadita de pimienta negra, molida

Preparación:

Lavar el apio bajo agua fría y colar. Transferir a una tabla y separar los tallos de las hojas. Trozar los tallos en tiras y picar las hojas. Dejar a un lado.

Transferir los tallos de apio a una olla profunda. Cubrir con agua y hervir a fuego medio/alto. Cocinar por 8 minutos. Agregar las hojas de apio y jugo de limón. Revolver y cocinar por 2-3 minutos más. Remover del fuego y colar. Lavar bajo agua fría inmediatamente. Dejar a un lado.

En un tazón, combinar las cebollas, vinagre, sal y pimienta. Mezclar, añadir el aceite de linaza y revolver nuevamente.

Acomodar la lechuga de cordero sobre una fuente y cubrir con el apio. Rociar con el aderezo.

Servir frío.

Información nutricional por porción: Kcal: 273, Proteínas: 8.8g, Carbohidratos: 17.9g, Grasas: 19g

45. Ensalada de Palta y Huevo

Ingredientes:

1 palta madura, en cubos

2 huevos duros grandes

2 cebollas de verdeo, en trozos

½ taza de Yogurt griego

1 cucharada de crema agria

1 lima entera, exprimida

1 cucharadita de tomillo fresco, picado

Sal y pimienta a gusto

Preparación:

Poner los huevos en una olla profunda. Añadir agua hasta cubrir y hervir a fuego medio/alto. Cocinar por 10-12 minutos. Remover del fuego y transferir a un tazón con agua helada. Pelar y trozar. Dejar a un lado.

Pelar la palta y cortarla por la mitad. Remover el carozo y cortar en cubos. Dejar a un lado.

En un tazón, combinar el yogurt griego, crema agria, jugo de lima, tomillo, sal y pimienta. Mezclar.

En un tazón, combinar los huevos y palta. Rociar con el aderezo y revolver bien.

Servir inmediatamente.

Información nutricional por porción: Kcal: 343, Proteínas: 14g, Carbohidratos: 16.3g, Grasas: 27g

46. Ensalada de Pavo a la Mostaza Grillada

Ingredientes:

8 onzas de pechuga de pavo, sin piel ni hueso

1 cucharada de mostaza amarilla

3 cucharadita de aceite de oliva

½ cucharadita de sal

½ cucharadita de pimienta negra, molida

2 tazas de Lechuga romana, en trozos

1 taza de lechuga de cordero

½ taza de tomates cherry, en trozos

1 cucharada de Queso parmesano, rallado

2 cucharadita de vinagre de vino tinto

Preparación:

Lavar y colar la pechuga de pavo. Transferir a una tabla y cortar en rodajas finas. Dejar a un lado.

En un tazón pequeño, combinar 2 cucharaditas de aceite de oliva, sal, pimienta negra y mostaza. Mezclar y verter sobre la carne. Frotar para que los sabores penetren. Cubrir el plato y refrigerar 1 hora.

Precalentar el grill a fuego medio/alto. Añadir la carne y grillar por 3-4 minutos de cada lado. Remover del fuego y transferir a una tabla. Dejar enfriar y cortar en tiras.

Lavar y preparar los vegetales.

En un tazón de ensalada grande, combinar la lechuga, lechuga de cordero y tomates cherry. Cubrir con las tiras de pavo y rociar con el vinagre de vino tinto. Rociar con queso parmesano y servir inmediatamente.

Información nutricional por porción: Kcal: 248, Proteínas: 25g, Carbohidratos: 9.6g, Grasas: 12.4g

47. Ensalada de Camarones y Palta

Ingredientes:

4 onzas de camarones, limpios y sin vaina

½ palta madura, en trozos

¼ taza de Queso feta, desmenuzado

1 pimiento verde mediano, en trozos

½ taza de tomates cherry, en trozos

½ taza de menta fresca, en trozos

1 cebolla morada pequeña, en trozos

¼ taza de aceitunas verdes, sin carozo

1 cucharada de perejil fresco, picado

1 lima entera, exprimida

¼ cucharadita de polvo de ajo

¼ cucharadita de orégano seco, molido

½ cucharadita de granos de pimienta roja

2 cucharadas de aceite de oliva

Sal a gusto

Preparación:

En un tazón pequeño, combinar el jugo de lima, orégano, ajo, 1 cucharada de aceite de oliva, granos de pimienta y sal. Mezclar y dejar a un lado.

Lavar y preparar los vegetales.

En un tazón de ensalada grande, combinar los tomates cherry, menta, cebolla morada, aceitunas verdes y perejil. Rociar con el aderezo y refrigerar 20 minutos.

Precalentar el aceite restante en una sartén a fuego medio/alto. Añadir los camarones y rociar con sal y pimienta roja. Cocinar por 2-3 minutos. Remover del fuego y dejar enfriar.

Añadir el queso y palta a la mezcla. Mezclar y cubrir con los camarones. Decorar con la menta y servir inmediatamente.

Información nutricional por porción: Kcal: 264, Proteínas: 12.6g, Carbohidratos: 12.2g, Grasas: 19.6g

48. Ensalada de Pollo y Apio

Ingredientes:

6 onzas de cuartos traseros de pollo, sin piel ni hueso

2 cucharadas de arándanos agrios secos

2 tallos de apio medianos, en trozos

4 cebollas de verdeo, en trozos

2 cucharadas de Yogurt griego

1 cucharada de crema agria

1 cucharada de aceite de oliva

½ cucharadita de orégano seco, molido

¼ cucharadita de tomillo seco, molido

Sal y pimienta a gusto

Preparación:

Lavar el pollo bajo agua fría y secar con papel de cocina. Transferir a una tabla y trozar.

Lavar el apio y descartar las hojas. Trozar el tallo y dejar a un lado.

Lavar y trozar las cebollas de verdeo. Dejar a un lado.

Precalentar el aceite en una sartén mediana a fuego medio/alto. Añadir el pollo y rociar con sal y pimienta. Cocinar por 3-5- minutos, hasta que dore. Remover y dejar a un lado.

Combinar el pollo, apio y cebollas de verdeo en un tazón de ensalada grande.

En un tazón pequeño, combinar el yogurt griego, crema agria, orégano seco, tomillo, sal y pimienta. Mezclar y rociar sobre la ensalada. Revolver y servir inmediatamente.

Opcionalmente, decorar con rodajas de lima o limón.

Información nutricional por porción: Kcal: 275, Proteínas: 28.2g, Carbohidratos: 5.6g, Grasas: 15.2g

49. Ensalada de Zapallo Calabaza con Feta y Rúcula

Ingredientes:

2 tazas de zapallo calabaza, en cubos

¼ taza de Queso feta, desmenuzado

2 tazas de rúcula, en trozos

1 cucharada de aceite de oliva extra virgen

½ cucharadita de sal

½ cucharadita de pimienta negra, molida

½ cucharadita de Sazón italiano

Preparación:

Precalentar el horno a 350 grados. Poner papel de hornear sobre una fuente y dejar a un lado.

Cortar la calabaza por la mitad. Remover las semillas y pulpa blanda. Pelar y cortar en cubos pequeños. Rellenar los vasos medidores y reservar el resto en la nevera.

Esparcir la calabaza sobre una fuente de hornear. Rociar con aceite de oliva, sal y sazón italiano. Hornear por 30-40 minutos. Remover y dejar enfriar por completo.

Lavar la rúcula bajo agua fría. Colar y trozar.

Combinar la calabaza, rúcula y queso en un tazón de ensalada. Opcionalmente, rociar con jugo de limón y servir inmediatamente.

Información nutricional por porción: Kcal: 182, Proteínas: 4.6g, Carbohidratos: 18.3g, Grasas: 11.6g

OTROS TITULOS DE ESTE AUTOR

70 Recetas De Comidas Efectivas Para Prevenir Y Resolver Sus Problemas De Sobrepeso: Queme Calorías Rápido Usando Dietas Apropiadas y Nutrición Inteligente

Por Joe Correa CSN

48 Recetas De Comidas Para Eliminar El Acné: ¡El Camino Rápido y Natural Para Reparar Sus Problemas de Acné En 10 Días O Menos!

Por Joe Correa CSN

41 Recetas De Comidas Para Prevenir el Alzheimer: ¡Reduzca El Riesgo de Contraer La Enfermedad de Alzheimer De Forma Natural!

Por Joe Correa CSN

70 Recetas De Comidas Efectivas Para El Cáncer De Mama: Prevenga Y Combata El Cáncer De Mama Con una Nutrición Inteligente y Alimentos Poderosos

Por Joe Correa CSN

Made in the USA
Monee, IL
18 September 2022

14207297R00069